EXAMEN DES DOCTRINES

DE LA FORMATION DU CAL

ET DE LA RÉGÉNÉRATION DES OS.

1860

EXAMEN DES DOCTRINES

DE LA

FORMATION DU CAL

ET DE

LA RÉGÉNÉRATION DES OS

Par Mr Th. LAENNEC.

———

On a beaucoup discuté sur le mode de régénération des os et de la formation du cal, et l'on discutera peut-être encore longtemps ; bien des théories ont été émises et bien d'autres le seront, jusqu'à ce qu'enfin on se décide à soumettre sérieusement cette question au microscope.

Cependant la lumière semble commencer à se faire et une même opinion tente à prédominer.

Mon but, en vous présentant ce travail, est de vous rappeler les opinions émises dans ces derniers temps, de les discuter et de vous démontrer que la régénération des os offre la même série de phénomènes que leur développement normal.

Mais avant d'analyser les opinions des différents auteurs qui ont traité de la régénération du tissu osseux, permettez-moi, Messieurs, de vous exposer brièvement la théorie de l'ostéogénie que je crois la mieux fondée. C'est celle que j'ai émise dans ma thèse inaugurale, soutenue à Paris le 30 avril 1858, et que vous retrouverez reproduite dans le *Précis d'histologie humaine* de mon ami, M. le docteur Ch. Morel, professeur agrégé à la Faculté de Médecine de Strasbourg.

Le développement des os s'opère de deux manières : par transformation du squelette cartilagineux de l'embryon, et par métamorphose des couches profondes du périoste.

Je ne m'étendrai pas longuement sur la transformation du squelette cartilagineux ; je vous dirai rapidement que, contrairement à l'opinion généralement reçue jusqu'alors, et m'appuyant sur des faits que je crois avoir bien observés, et que j'ai même démontrés cette année d'une manière convaincante dans le cabinet de M. le professeur Hélie, à l'Hôtel-Dieu, j'ai été amené à émettre cette opinion : *que la cellule osseuse provenait du noyau de la cellule cartilagineuse et non point de la cellule elle-même.* Du reste, cette opinion, professée déjà par quelques auteurs très recommandables, anglais et allemands, et par M. Morel de Strasbourg, n'est pas intéressante pour notre sujet.

Ce que je veux établir nettement devant vous, Messieurs, c'est l'ossification directe et immédiate du tissu conjonctif, car c'est lui qui doit être regardé comme le régénérateur par excellence du tissu osseux.

Et d'abord qu'est-ce que le tissu conjonctif? (1)

(1) Anciennement on donnait au tissu conjectif le nom de tissu cellulaire, parce que les fibres qui le composent s'entrecroisent en tous sens, et forment un feutrage compliqué dans lequel les liquides s'avancent facilement dans toutes les directions, et dans lequel les gaz, en s'infiltrant, s'amassent *en parcelles globuleuses.* Du reste, le nom de tissu cellulaire est encore employé indifféremment par quelques auteurs.

C'est un tissu constitué par le feutrage de fibres connectives et de fibres élastiques dans lequel se trouvent
répandus de nombreuses cellules plasmatiques et des noyaux
globulaires, germes, embryons des cellules plasmatiques,
de ces fameuses cellules plasmatiques dont la découverte
est due à Virchow qui en a fixé les attributions et leur a
assigné leur rôle.

Le célèbre professeur de Berlin, unissant dans une
synthèse qui nous paraît féconde, les tissus conjonctif,
cartilagineux et osseux, a démontré que les cellules
plasmatiques devaient être regardées comme les cellules
embryonnaires et formatrices non seulement des cellules
physiologiques, telles que cellules cartilagineuses, osseuses,
etc., et des fibres élastiques et conjonctives ; mais même
qu'elles étaient le point de départ de presque tous les
produits pathologiques organisés. Car le tissu conjonctif
est répandu à peu près dans toute l'économie sous forme
de faisceaux ou étalé en membranes. C'est lui qui rattache
les parties d'organes et les organes les uns aux autres ;
à lui seul il constitue les tendons, les ligaments, les
aponévroses, *le périoste*, le péricarde, la dure-mère, la
pie-mère, et la première coque de l'œil. Sous l'aspect
lamellaire et revêtu d'épithélium, il forme les séreuses,
les synoniales, les muqueuses, la peau et la membrane
fondamentale de la plupart des glandes.

La transformation directe du tissu conjonctif en tissu
osseux, établie d'une manière si victorieuse par le célèbre
anatomiste allemand, est adoptée par la grande majorité
des micrographes.

C'est elle que M. Ch. Rouget a adoptée dans sa remarquable thèse *sur le développement et la structure du système
osseux*, soutenue à Paris le 18 décembre 1856, à l'occasion
du Concours d'agrégation ; que M. Morel professe dans son
Précis d'histologie humaine, et que développe M. Ollier
dans son savant mémoire. C'est elle que j'ai émise dans ma
thèse et que j'ai eu maintes fois l'occasion de vérifier
depuis.

Le microscope est venu détruire l'ancienne théorie qui

voulait que toute formation osseuse dérivât nécessairement du cartilage, et démontrer que la cellule plasmatique, pour devenir cellule osseuse, n'avait qu'à se laisser revêtir de calcaire.

Kolliker, qui a tant contribué à propager en Allemagne et en France les idées de Virchow, touchant le développement du système osseux, admet que les os longs s'accroissent en épaisseur aux dépens du périoste, et que les os secondaires du crâne (1) se développent entièrement au moyen d'un blastème de substance conjonctive. Etendant cette manière de voir à la régénération des os et à la formation du cal, il déclare que les régénérations osseuses, après les pertes de substance, se font aux dépens du périoste. Chez les animaux, des os entiers des membres et des côtes se régénèrent à peu près dans leur forme normale lorsque le périoste a été ménagé : c'est ce qui résulte clairement de la collection rassemblée par Heine dans le cabinet d'anatomie de Würtzbourg. Heine a même démontré *qu'après l'excision complète du périoste,* il peut se développer un rudiment d'os à la place occupée par l'ancien.

Dans son *Manuel d'anatomie pathologique,* 2ᵉ édition, 1853, Forster, partageant complètement les idées de Kolliker et de Virchow, admet que la régénération osseuse se fait aux dépens du périoste, quand il a été conservé; mais qu'elle n'en a pas moins lieu quand le périoste a été détruit, comme par exemple dans les fractures compliquées. Il admet qu'alors tous les tissus conjonctifs, ambiants,

---

(1) On appelle os secondaire du crâne la moitié supérieure de la partie écailleuse de l'occipital, les pariétaux, le frontal, la portion écailleuse des temporaux, le cadre du tympan, les os du nez, les os unguis, les os jugaux, les os palatins, le maxillaire supérieur, le maxillaire inférieur, le vomer, l'aile interne de l'apophyse ptérygoïde et les cornets sphénoïdaux, parce que tous ces os n'existent point encore ni à l'état cartilagineux, ni même à l'état membraneux, lorsque le crâne primordial apparaît : *ils apparaissent seulement après le crâne primordial, et dans un blastème secondaire.*

KOLLIKER, *Manuel d'histologie,* p. 286.

gaîne des muscles, etc., fournissent un blastème auquel ils impriment leurs caractères histologiques, et dans lequel se fait l'ossification réparatrice. Pour lui, il ne doit plus être question de cartilage de transition. Quelquefois ces consolidations sont incomplètes et le cal ou la portion d'os réséquée restent à l'état fibreux ; alors il s'est fait des hémorrhagies, les vaisseaux nourriciers manquent, *le patient est âgé ou l'organisme est devenu impuissant.*

Pour M. Rouget, l'accroissement ou la production nouvelle de substance osseuse se fait exactement par le même mécanisme qu'à l'état normal. Dans la réunion des os fracturés, il s'épanche au voisinage de la solution de continuité, un blastème réparateur fourni par les organes lésés, muscles, tissu fibreux, périoste, mais c'est d'abord uniquement dans la portion de ce blastème intermédiaire à l'os et au périoste, blastème auquel ce dernier imprime en quelque sorte le cachet de tissu conjonctif ossifiable, qu'apparaissent et les cellules qui deviendront cellules osseuses, et le dépôt calcaire granuleux qui régénérera la substance osseuse fondamentale.

D'après M. Morel, la régénération de l'os à la suite d'une fracture, d'une résection ou bien d'un évidement, a beaucoup d'analogie avec la formation par le périoste. La masse gélatiniforme qui existe entre les fragments d'un os brisé ou dans une excavation produite artificiellement, ou bien encore dans les cavités médullaires, contient habituellement quelques fibrilles connectives, des globules sanguins en grande quantité et beaucoup *de noyaux ovales* (fibro-plastiques), qui deviennent *cellules osseuses* en se métamorphosant. Dans tous les cas, la cellule osseuse, sans laquelle il n'y a pas de tissu osseux, dérive toujours d'un globule, c'est-à-dire de l'élément vital par excellence, qui entre dans la composition du périoste ou de la substance qui remplit les espaces médullaires, *c'est-à-dire du tissu conjonctif.*

Dans deux longs mémoires, lus à l'Académie des Sciences, et que vous retrouverez reproduits avec planches, dans *le Journal de Physiologie* de M. Brown-Séquard (n°s

V, VI et IX. — Janvier, avril 1859. — Janvier 1860), mémoires ayant pour titres : « *Recherches expérimentales* » *sur la production artificielle des os, au moyen de la* » *transplantation du périoste, et sur la régénération des os,* » *après les résections et les ablations complètes.* » M. le docteur Ollier rend compte d'expériences vraiment remarquables.

Abordant un sujet presque rebattu sur lequel il semblait qu'il n'y eût plus rien à découvrir, cet habile expérimentateur a trouvé le moyen de récolter une riche moisson de faits entièrement nouveaux. L'idée de transplanter des lambeaux de périoste, de les enfouir au milieu des chairs, de les greffer loin du squelette (dans le pli de l'aine), de les transporter même sur un autre animal, cette idée lui appartient entièrement, et grâce à lui nous savons que le périoste n'a pas besoin, pour produire de l'os, d'être en contact avec le tissu osseux. Cette membrane entraîne partout avec elle sa propriété ostéoplastique, qui est par conséquent inhérente à son tissu. Ce fait si remarquable porte M. Ollier à émettre cette opinion : *que les éléments anatomiques jouissent d'une véritable autonomie, c'est-à-dire d'une vie propre, et, jusqu'à un certain point, indépendante du milieu dans lequel ils puisent leurs matériaux d'accroissement.*

Pour M. Ollier, il n'y a que le périoste qui puisse régénérer l'os, et pour le prouver il résèque des cubitus et des radius de lapins, en conservant le périoste, et un nouvel os vient bientôt remplacer l'ancien.

Dans une autre série d'expériences, il résèque les mêmes os, il enlève le périoste *dont il ne conserve que quelques languettes par ci, par là :* quelques mois après il sacrifie ses lapins, et la régénération osseuse ne s'est faite que dans les endroits *où le périoste avait été respecté.*

Une troisième série d'expériences dans lesquelles l'os et le périoste sont complètement enlevés en respectant la gaîne d'enveloppe des muscles, montre qu'il ne se fait aucun travail de régénération osseuse, *tout au plus un corps fibreux est-il venu remplacer l'os ancien.*

Une quatrième série dans laquelle on sacrifie jusqu'à la gaîne d'enveloppe des muscles ne donne aucun résultat.

Nous verrons plus tard ce que nous devons penser de ces faits : pour l'instant, Messieurs, je veux attirer votre attention sur ce que M. Ollier appelle *blastème d'ossification ;* blastème auquel l'habile expérimentateur donne une signification que je ne puis admettre, et de la nature duquel il ne me semble pas avoir une idée bien nette. J'oserai même dire qu'il est quelquefois en désaccord avec lui-même.

Le savant anatomiste prétend que l'ossification est précédée d'un *épanchement*, d'un *blastème,* d'une *sorte de matière liquide ou semi-liquide,* au sein de laquelle se développent les éléments anatomiques, noyaux et cellules, qui doivent plus tard constituer un tissu définitif. Je déclare tout d'abord qu'il me répugne d'admettre qu'un produit morphologique naisse spontanément au milieu d'une substance anhiste. Je reconnais, j'ai vu ce blastème dont il est ici question, mais je nie formellement qu'il puisse s'y développer un tissu. Cet épanchement se fait non seulement à propos de la régénération du tissu osseux, mais il se produit toutes les fois qu'il s'agit dans l'organisme d'une génération un peu active. Il ne contient pas les germes embryonnaires du tissu qui va bientôt paraître, comme semble le dire M. Ollier ; il les rencontre déposés sous forme de noyaux et de cellules plasmatiques, il gonfle, distend, sépare les éléments du tissu conjonctif, et sert activement à leur génération.

Pour moi, cet épanchement, ce blastème joue dans l'organisme, le même rôle que fait en agriculture l'engrais dont le cultivateur enfume ses sillons. La comparaison est peu anatomique, mais elle rend bien ma pensée.

Et, du reste un peu plus tard, M. Ollier, tout en prétendant que le blastème dans lequel se fait l'ossification est distinct du périoste, avoue cependant qu'il a les mêmes éléments constitutifs. En effet, il y trouve la cellule plasmatique, les noyaux embryonnaires et quelques fibrilles de tissu conjonctif : encore un pas, et il l'appellerait la couche la plus interne du périoste.

Vous verrez, Messieurs, dans le courant de ce mémoire, qu'il m'a été donné, cette année, d'étudier sur l'homme la régénération osseuse, et j'espère être assez heureux pour vous édifier nettement sur cette question du blastème.

Un fait bien remarquable dans les expériences si habilement conduites de M. Ollier, c'est qu'un lambeau de périoste transplanté, dans l'aîne par exemple, donne naissance à un os nouveau dont la structure rappelle tout à fait celle de l'os normal. Ainsi on y retrouve des canaux de Hawers, contenant des vaisseaux, des espaces médullaires et des cellules de la moëlle fœtale, cellules qui ont été si bien décrites par M. Ch. Robin, dans les *Archives générales de Médecine,* de juillet 1849.

Pour le mode de développement des os, M. Ollier est très explicite. Il a toujours vu l'os procéder directement du tissu conjonctif, et il n'admet pas l'existence transitoire d'un tissu cartilagineux.

Non content d'avoir prouvé par de nombreuses et si probantes expériences, que le périoste transplanté dans des tissus qui n'en contiennent pas normalement, *et même d'un animal à un autre,* était susceptible de former de l'os, M. Ollier s'est imaginé d'enlever des os entiers entourés de leur périoste, et de les introduire dans des régions tout à fait inaccoutumées à en nourrir. Ainsi il enlève le tibia d'un lapin en ménageant son périoste, pratique une incision dans l'aîne de cet animal, y loge le tibia, et réunit soigneusement la plaie. Trois mois après le lapin est sacrifié, et M. Ollier peut reconnaître qu'un tissu cellulaire assez dense entoure le tibia avec lequel il a contracté de solides adhérences, il trouve l'os parfaitement vivant et recevant comme autrefois ses vaisseaux nourriciers. Les os ainsi enlevés, remis à leur place ou transplantés loin de leur lieu d'origine, comme dans l'exemple précédent, ont toujours continué à vivre. Bien plus, M. Ollier a réussi à transplanter avec succès des os d'un animal sur un autre, pourvu que ses expériences se fissent sur des animaux de la même espèce. Des expériences tentées d'un animal sur un autre d'espèces différentes, lapins et poulets, lapins et chiens, ont toujours échoué.

M. Ollier continue ses expériences, il promet même de les étendre : espérons qu'elles n'aurout pas qu'un simple intérêt de curiosité, et qu'elles auront leur utilité pratique pour la chirurgie ; c'est, du reste, ce que n'hésite pas à déclarer M. Ollier en posant ses conclusions.

M. le professeur Sédillot s'est beaucoup occupé de la question de l'évidement des os. J'ai assisté à plusieurs des opérations de l'habile chirurgien de Strasbourg.

Dans un mémoire lu à l'Académie des Sciences, le 8 mars 1858, M. Sédillot rapporte quatre observations en faveur de l'opération. Le 19 avril de la même année, l'éminent professeur ajoute six nouvelles observations d'évidement osseux, offrant des différences sous le rapport du siége, de la nature et de la gravité des lésions, mais se ressemblant toutes par la simplicité et l'innocuité des résultats. Dans un troisième mémoire présenté à la savante Société, le 7 novembre 1859, le chirurgien de Strasbourg rend compte de ses dix opérés, sur lesquels sept ont guéri, trois sont morts, et encore fait-il remarquer : que le premier (*Obs. IV. Séquestre et-ostéite du fémur datant de 19 ans*), se levait et se promenait depuis un mois, lorsqu'il fut frappé d'érysipèle gangréneux d'un caractère épidémique, auquel il succomba six semaines plus tard, après avoir perdu la peau du scrotum et une partie des téguments de la cuisse saine.

Le second malade (*Obs. VI. Résection du coude avec évidement*) mourut quelques mois après des suites d'une ostéite avec nécrose de la tête de l'humérus, abcès de l'articulation scapulo-humérale et épanchement pleurétique : accidents dépendant du traumatisme primitif et de la constitution, mais en aucune façon de l'évidement.

Le troisième malade (*Obs. V. Résection de la tête du fémur, et évidement du tiers supérieur de la diaphyse*), opéré le 17 mars 1858, s'éteignit en janvier 1859, après avoir donné de grandes espérances de guérison. La plaie extérieure était fermée, à l'exception de quelques trajets fistuleux entretenus par une carie du bassin, et un abcès intrà-pelvien fit périr ce malheureux qui était d'un tempérament lymphatique et depuis longtemps considérablement affaibli.

La régénération osseuse avait eu lieu régulièrement pendant les dix mois écoulés depuis l'opération, et l'évidement était manifestement resté étranger aux accidents. L'autopsie faite par M. Morel, directeur des autopsies et professeur agrégé de la Faculté de Médecine de Strasbourg, présenta ceci de particulier que là où la tête du fémur et le grand trochanter avaient été réséqués en conservant le périoste d'enveloppe, aucun travail de reproduction osseuse ne paraissait avoir eu lieu. On remarquait seulement une masse compacte et arrondie à laquelle adhéraient :

1° Un petit fragment du grand trochanter donnant encore attache à l'obturateur externe.

2° Des insertions musculaires en voie de dégénérescence graisseuse.

L'extrémité du fémur offrait au contraire la preuve d'une régénération très active. Une couche osseuse de nouvelle formation développée aux dépens du tissu de la moëlle avait comblé la cavité de l'évidement.

L'inspection microscopique confirma les idées de M. Morel sur le développement des os, et fit voir les métamorphoses de la cellule plasmatique en cellule osseuse, sans intervention d'une membrane médullaire ou d'un fibro-cartilage transitoire dont l'existence n'est nullement prouvée.

Les expériences sur les animaux, dit M. Sédillot, quels qu'en soient le mérite et l'intérêt, n'ont qu'une valeur restreinte relativement à la pathologie humaine, et la clinique seule permet de juger en dernier ressort les questions chirurgicales.

Je ne puis que souscrire à ces réflexions ; mais je ne puis voir sans étonnement que, dans un quatrième mémoire du 26 décembre 1859, l'éminent professeur nie formellement la régénération osseuse sous-périostée, et s'exprime ainsi à son égard : « Nous désirons vivement, comme tous » les chirurgiens, voir confirmer les *avantages des résec-* » *tions sous-périostées ;* mais, avant de les admettre, nous » en demandons la démonstration clinique. Il ne s'agit pas » de savoir si le périoste produit du tissu osseux ; » le fait est incontestable ; la question est celle de la ré- » génération des os. »

Il me semble, Messieurs, que le savant chirurgien a suffisamment résolu par *la clinique* et la question des évidements et celle des régénérations osseuses, puisque sur dix opérations sept succès complets ont été obtenus. Dans ces sept observations, il n'a pas été donné de suivre le mode de réparation, et le cas du troisième malade, observation V^e, ne prouve rien, sinon que l'économie a été impuissante à réparer la résection. En effet, le travail avait commencé, puisque M. Sédillot dit lui-même que le périoste était épaissi, mais il a été arrêté en chemin.

Je dois à l'obligeance de M. le docteur Petit, médecin en chef de l'Hospice général du département, d'avoir pu parfaitement constater un fait analogue. Deux petits idiots, morts cet hiver, à l'Hospice général, d'une affection scorbutique, présentent de vastes épanchements sanguins sous-périostiques, épanchements qui, soulevant le périoste, le séparent complètement de l'os qu'il recouvre. Ce phénomène existe surtout aux fémurs et aux tibias.

Chez le premier, dont l'organisme a moins souffert, et dont le marasme est moins complet, on peut voir le périoste continuer à fournir l'ossification et entourer l'os et l'épanchement d'une coque complètement osseuse, qui varie de 1 mil. à 5 mil. d'épaisseur.

Chez le second malade, au contraire, mort dans le marasme le plus complet, et dont presque tous les muscles sont en train de subir la dégénérescence graisseuse, le périoste *épaissi* offre à peine quelques rares îlots de substance osseuse.

J'ai pu vérifier alors les faits que j'avançais, en 1851, touchant la formation de l'os aux dépens du périoste.

Mon ami, M. le docteur Calloch et plusieurs élèves, ont pu examiner mes préparations et apprécier l'exactitude de l'explication que j'en donnais.

J'enlève une petite portion comprenant toute l'épaisseur du périoste et de la lamelle osseuse y attenante. Puis, avec de fins ciseaux, courbes sur le plat, je pratique perpendiculairement à cette petite portion une coupe aussi mince que possible, comprenant le périoste et la partie ossifiée, et je la soumets au microscope. Alors je retrouve les quatre zones si bien définies par M. Ch. Rouget, à la page 18 de sa thèse : deux occupent les limites extrêmes et sont l'une complètement membraneuse, l'autre complètement osseuse.

Des deux régions moyennes, l'une contiguë à la région osseuse, est en voie d'ossification ; l'autre, contiguë à la région membraneuse, s'en rapproche beaucoup par ses caractères histologiques, *mais présente des noyaux et des cellules plasmatiques plus abondants*, et il m'est impossible de trouver, interposé entre elles, ce que les auteurs s'accordent à appeler blastème d'ossification. Loin de retrouver sur les confins des deux zones intermédiaires un blastème liquide ou semi-liquide, *j'observe une zone nettement membraneuse et présentant tous les caractères d'un tissu de nouvelle formation, c'est-à-dire infiniment plus riche en cellules qu'en fibres.*

Le fait du second malade, comme celui de l'observation Ve de M. Sédillot, ne prouve pas que le périoste est toujours inapte à reproduire de l'os ; il prouve tout au plus que pour qu'une régénération osseuse active puisse se faire, il faut que l'organisme ne soit pas trop en souffrance. C'est, du reste, Messieurs, ce qu'avaient déjà remarqué les auteurs qui ont expérimenté sur les animaux. Tous sont d'accord pour affirmer que la régénération osseuse marche beaucoup plus rapidement et beaucoup plus normalement quand l'organisme est vigoureux, quand les conditions hygiéniques sont favorables. Et M. Ollier, entre autres, a bien soin de faire observer que le travail réparateur se faisait d'une manière bien plus active sur les lapins vigoureux, élevés à la campagne, que sur ceux qu'il opérait à Paris. Plusieurs fois même, il a dû renoncer à expérimenter sur les sujets affaiblis par un séjour prolongé dans les cages étroites et dans les lapinières encombrées de la ville, tant les conditions hygiéniques de toutes sortes influaient sur le succès de ses opérations.

M. Flourens, dont les belles expériences ont tant éclairé la question de la formation et de la régénération du tissu osseux, dans son livre intitulé : *Théorie expérimentale de la formation des os,* a fait rentrer, comme vous le savez tous, Messieurs, la théorie de la formation du cal dans la grande loi générale de la formation de l'os normal, c'est-à-dire qu'il fait procéder le cal du périoste comme l'os lui-même.

Jusqu'alors, les expériences de M. Flourens n'avaient été faites que sur des fractures simples ; depuis, ses observations ont porté sur des fractures compliquées avec chevauchement des fragments. Dans ce cas, il admet qu'il se forme d'abord un cal provisoire aux dépens du tissu musculaire, et enfin, *un cal définitif, le vrai cal,* aux dépens du périoste et de ce qu'il appelle le périoste interne ou membrane médullaire, *dont l'existence est niée par tous les histologistes.*

Cette théorie est celle des anciens chirurgiens qui, *certes, étaient de bons observateurs,* mais qui étaient privés des puissants moyens d'investigation que nous possédons actuellement, et M. Flourens semble tenir peu de compte des derniers travaux des micrographes.

Dans la séance de l'Académie des Sciences, du 5 mars 1860, l'illustre secrétaire perpétuel lit une note dans laquelle il résume ses opinions sur le mode de réparation dans les fractures compliquées, avec chevauchement.

Voici ses conclusions que je copie textuellement, afin de ne rien retrancher à leur précision :

1° *Les nerfs :* ils restent toujours à l'état sain ;

2° *Les vaisseaux :* ils sont souvent rompus, et alors il se produit un épanchement, mais leur tissu ne change point ;

3° *Les tendons à coulisse :* ils ne changent pas non plus et continuent à glisser dans leur coulisse ;

4° *Les tendons d'insertion :* ils peuvent, selon le lieu de la fracture, se confondre avec le périoste et suivre toutes les phases de son ossification.

5° *Les muscles :* c'est ici le vrai siége du cal extérieur au périoste, du cal provisoire, du faux cal. Les muscles qui sont éloignés de la fracture restent sains. Ceux qui adhèrent au périoste et touchent aux fragments osseux, changent de couleur et de consistance ; ils pâlissent, ils durcissent, leurs stries transversales s'effacent ; enfin, leur tissu, devenu fibreux, présente d'abord des cellules cartilagineuses et puis des cellules osseuses. Avec la guérison de la fracture, tout cela disparaît ; le muscle reprend son état naturel et le cal provisoire n'existe plus ;

6° *Les gaînes des muscles :* elles se tuméfient et plusieurs se transforment en cartilage et puis en os ;

7° *Les fragments déchirés du périoste :* ils se portent vers la membrane médullaire ou périoste interne, s'y joignent et bouchent avec lui le canal médullaire des bouts d'os fracturés ;

8° *Le périoste :* il se tuméfie, se gonfle, adhère aux muscles qui entourent les fragments osseux ; puis, il se transforme en cartilage et puis en os. Ceci est le vrai cal, le cal permanent, le cal qui subsiste après la guérison de la fracture, ou plutôt qui constitue la guérison même de la fracture, la consolidation permanente des bouts d'os rompus ;

9° *L'os lui-même :* il n'augmente pas de volume, ses bouts ne s'allongent pas, ils ne bougent point ; tout le phénomène de la formation du cal leur est extérieur ; ils restent passifs ; le périoste seul est actif, seul il agit, seul il forme *la virole osseuse, le lien osseux* qui relie les bouts osseux et les tient unis.

D'accord en cela avec M. le professeur Cruveilhier, j'adopte en partie la description de la formation du cal énoncé par M. Flourens, surtout après les rectifications qu'il y fait dans la note dont vous venez, Messieurs, d'entendre les conclusions ; mais je ne puis m'empêcher de protester énergiquement contre l'interprétation de certains phénomènes histologiques.

1° Et d'abord, pour n'y plus revenir, le périoste pas plus que la gaîne des muscles n'ont besoin de se transformer en cartilage pour donner de l'os. Nous venons de voir que tous, ou du moins presque tous les micrographes modernes, admettent la transformation immédiate du tissu conjonctif en tissu osseux.

2° Le périoste interne ou membrane médullaire n'existe pas sous forme d'enveloppe continue : son existence est niée par tous les auteurs modernes. MM. Gosselin et J. Regnauld, dans leurs recherches sur la membrane médullaire des os, publiées dans les *Archives générales de Médecine* de juillet 1849, ont même nié complètement l'existence du tissu conjonctif dans l'intérieur de l'os, parce qu'ils n'ont pu découvrir de gélatine dans la moëlle traitée chimiquement. Mais s'il est vrai que le tissu conjonctif est trop peu abondant dans la moëlle pour y être découvert au moyen de réactions chimiques, le microscope démontre clairement qu'il en existe quelques rares faisceaux servant de soutien aux vaisseaux et aux cellules médullaires. Seulement il est bien entendu que ce tissu est rare, clair-semé, et ne constitue nulle part une membrane ; et c'est aux dépens des cellules plasmatiques de ce tissu conjonctif que se développent quelquefois les cellules osseuses de réparation, comme vous pouvez en voir un exemple en jetant les yeux sur le magnifique dessin représenté dans l'*Atlas du Précis d'histologie humaine*, de M. le docteur Morel. (Fig. 1, pl. 27.)

3° Le tissu conjonctif qui sert de support aux vaisseaux peut contribuer pour sa part à la réparation.

4° Les muscles ..... Je ne puis admettre *que leur tissu devenu fibreux présente d'abord des cellules cartilagi-*

neuses, *puis des cellules osseuses*. La fibre musculaire peut s'atrophier, subir la dégénérescence graisseuse, mais comme fibre elle est incapable de fournir un autre tissu; à la cellule seulement appartient ce rôle. M. Flourens me paraît ici avoir confondu le travail de génération qui se fait quelquefois très activement dans ces cas dans le tissu conjonctif d'enveloppe, et dans la gaîne des muscles. Par le développement anormal du tissu conjonctif qui se fait alors, il y a compression de la fibre musculaire qui subit la dégénérescence graisseuse et *est résorbée*, ou bien offre *à l'œil nu* cette pâleur dont il est fait mention.

5° Ce ne sont pas les fragments déchirés du périoste qui se portent vers la membrane médullaire, ou *périoste interne qui n'existe pas*, mais bien la génération très active des cellules plasmatiques du tissu conjonctif de la moëlle, et leur métamorphose en cellules osseuses, en un mot, la transformation du tissu conjonctif de soutien de la moëlle en tissu osseux, qui vient quelquefois boucher *provisoirement* le canal médullaire des bouts d'os fracturés.

6° Certes, le tissu du périoste me semble le plus apte à la formation du cal, mais je ne saurais admettre qu'à lui *seul* il fournisse le véritable cal, le cal permanent, que *seul* il agisse dans les réparations osseuses. Je crois que tout le tissu conjonctif, et celui de la gaîne des muscles, et celui de la moëlle, peuvent y contribuer pour leur part, surtout dans les fractures compliquées avec chevauchement, dans lesquelles une certaine étendue de périoste a été compromise.

J'en ai cité plusieurs exemples dans le courant de ce travail, et en voici un autre bien remarquable.

Dans un savant rapport, publié à la page 697 du n° VII et VIII (juillet et octobre 1859), du *Journal de physiologie* de M. Brown Séquard, et *Extrait des Bulletins de la Société Anatomique* (juin 1859), rapport dont je ne saurais trop, Messieurs, vous recommander la lecture, M. P. Broca présente une observation de régénération osseuse au moyen du tissu de la moëlle. Il présente même la pièce à l'appui : c'est le fémur fracturé d'une jeune fille de quinze ans , qui reçut un éclat de bombe à la cuisse , lors de la tentative de l'Opéra , dans la soirée du 14 janvier 1858.

L'éminent anatomiste établit nettement que le périoste ne contribue pas seul à la régénération des os , et après avoir rappelé que déjà Haller , Detlief , Bordenave , Troja , et surtout Hunter , s'étaient affranchis du préjugé qui attribuait au seul périoste le mérite de l'ossification , il cite des expériences vraiment bien remarquables et malheureusement trop ignorées de Charmeil. (1821.)

Dans ces expériences si curieuses , Charmeil en arriva à mettre à nu un des os de l'avant bras (il opérait sur des pigeons) , à enlever complètement le périoste , et , ce qu'il y a de bien remarquable , à détruire complètement la moëlle. Cela fait , il repoussait l'os dans les chairs.

Malgré cette circonstance , malgré l'ablation totale de la moëlle et du périoste , la régénération osseuse n'en avait pas moins lieu.

En sacrifiant ses pigeons à différentes époques , il assistait à toute la série de phénomènes que présentait la régénération de ces os. Toujours il vit que tous les tissus ambiants y contribuaient pour leur part.

Malheureusement , Charmeil n'était point histologiste , et le microscope n'était point encore en honneur.

En terminant ce savant mémoire , M. Broca , tout en reconnaissant que le périoste joue ordinairement le principal rôle dans les régénérations osseuses , établit néanmoins qu'il n'est pas indispensable.

Je désirerais vous faire part des réflexions si belles dont M. Broca accompagne cette note , mais il est temps que j'arrive aux conclusions , qu'il ne me sera pas difficile d'établir , d'après les longues explications que je vous ai données dans le courant de ce travail.

Mais avant de terminer , permettez-moi , Messieurs , d'attirer un instant votre attention sur une observation que j'emprunte à la *Gazette des Hôpitaux* du jeudi 9 mars

1860 : au mois de mai 1859 , M. le docteur Fabre de Meirounes (Basses-Alpes) , fut appelé par deux officiers de santé pour réduire une fracture du fémur avec issue considérable du fragment supérieur. Après des tentatives inutiles de réduction , le docteur Fabre se résigna à réséquer une longueur de 7 centimètres du fémur , *enveloppée de son périoste*. Malgré cette circonstance, le jeune malade , qui était un enfant de six ans , a recouvré l'usage complet de son membre. Un nouvel os s'était formé , et grâce à un bandage bien appliqué et aux bons soins de notre confrère de Meirounes , il n'y a pas eu de raccourcissement.

De tout ce qui précède , je crois , Messieurs , être en droit de conclure :

1° Le périoste est le tissu le plus propre à fournir une ossification réparative.

2° Ce n'est point dans un blastème sécrété par le périoste que se développent les éléments d'un os nouveau ; mais les cellules et les noyaux embryonnaires qui doivent former les cellules osseuses de réparation préexistent à sa face profonde , et le blastème , l'épanchement liquide ou semi-liquide qui se fait alors ne fait que concourir à leur multiplication.

3° Quand le périoste a été compromis , tous les tissus conjonctifs ambiants et celui de la gaîne des muscles , et celui qui sert de soutien aux vaisseaux et aux cellules de la moëlle , peuvent contribuer pour leur part et d'après le même mode à la réparation.

4° Les cellules plasmatiques du périoste ou celles du tissu conjonctif qui concourent au travail d'ossification , passent directement à l'état de cellules osseuses, sans passer par l'état cartilagineux.

Nantes, Imp. Vᵉ C. Mellinet, place du Pilori, 5.